Autocuidado emocional para mujeres negras

Descubra cómo aumentar la autoestima, silenciar a la crítica interna, superar la ansiedad y dominar las emociones para lograr una sanación y confianza duraderas

ALINA ROBERTSON

Descargo de responsabilidad

La información proporcionada en este libro tiene fines educativos e informativos únicamente. No pretende ser un sustituto del asesoramiento, diagnóstico o tratamiento médico profesional. Siempre busque el consejo de su médico u otro proveedor de salud calificado si tiene alguna pregunta sobre una afección médica.

El autor y editor de este libro no hacen ninguna declaración ni garantía con respecto a la exactitud, aplicabilidad o integridad del contenido de este libro. El autor y el editor renuncian a cualquier responsabilidad o pérdida en relación con el uso de este libro.

El lector asume total responsabilidad por el uso de la información proporcionada en este libro. El autor y el editor no serán responsables de ningún daño o pérdida que surja del uso o mal uso de la información contenida en este documento.

TABLA DE CONTENIDO

Introducción

En el acelerado mundo actual, donde las exigencias de nuestro tiempo y energía parecen interminables, priorizar el bienestar emocional es esencial para la salud y la felicidad generales. Para las mujeres negras, navegar por las complejidades de la vida a menudo puede parecer una batalla cuesta arriba, agravada por injusticias sistémicas, presiones sociales y expectativas culturales. En este libro, profundizamos en el tema crítico del autocuidado emocional diseñado específicamente para las experiencias y necesidades de las mujeres.

Comprender la importancia del autocuidado emocional

El autocuidado emocional no es simplemente un capricho sino un aspecto vital para mantener una salud integral. Implica reconocer, honrar y abordar nuestras necesidades emocionales para fomentar la resiliencia, la paz interior y la autocompasión. Al priorizar el bienestar emocional, las mujeres negras pueden afrontar mejor los diversos desafíos que enfrentan, ya sean personales, profesionales o sociales.

Reconociendo los desafíos únicos que enfrentan las mujeres negras

Las mujeres enfrentan una gran cantidad de desafíos únicos que pueden afectar su salud emocional. Desde afrontar el racismo y la discriminación sistémicos hasta gestionar identidades que se cruzan, como la raza, el género y el estatus socioeconómico, las cargas pueden resultar abrumadoras. Además, las expectativas sociales a menudo imponen exigencias poco realistas a las mujeres negras para que sean fuertes, resilientes y abnegadas, dejando poco espacio para la vulnerabilidad o el autocuidado. Reconocer y reconocer estos desafíos es el primer paso hacia la elaboración de estrategias efectivas para la resiliencia emocional y el bienestar.

Cultivar la autoconciencia

La autoconciencia es la base de la inteligencia emocional y un componente esencial del autocuidado emocional. Implica desarrollar una comprensión profunda de nuestros pensamientos, sentimientos, comportamientos y factores desencadenantes. Al cultivar la autoconciencia, las mujeres negras pueden conocer su mundo interior, reconocer patrones de pensamiento y comportamiento y tomar decisiones conscientes que apoyen su bienestar. En esta sección, exploramos dos aspectos clave del cultivo de la autoconciencia: explorar las emociones y desencadenantes personales, e identificar y desafiar los patrones de pensamiento negativos.

Explorando las emociones y los desencadenantes personales

Uno de los primeros pasos para cultivar la autoconciencia es explorar nuestras emociones personales y comprender qué las desencadena. Para las mujeres negras, las emociones pueden ser complejas y multifacéticas, a menudo influenciadas tanto por experiencias individuales como por factores sociales más amplios. Tomarse el tiempo para reconocer y validar nuestras emociones, sin juzgarlas ni reprimirlas, es crucial para el bienestar emocional.

Para explorar nuestras emociones, podemos comenzar practicando la atención plena y sintonizándonos con nuestras sensaciones físicas, pensamientos y sentimientos en el momento presente. Esto puede ser tan simple como respirar profundamente unas cuantas veces, cerrar los ojos y llevar nuestra atención hacia adentro. Al observar nuestras emociones sin apego ni reacción, podemos comenzar a desarrollar una comprensión más profunda de nuestro paisaje interior.

Además, llevar un diario puede ser una herramienta poderosa para explorar las emociones. Escribir nuestros pensamientos y sentimientos nos permite exteriorizarlos, ganar perspectiva e identificar patrones o temas recurrentes. Podemos hacernos preguntas como "¿Qué estoy sintiendo ahora?" y "¿Qué eventos o situaciones desencadenaron estas emociones?" Al identificar los desencadenantes específicos que provocan respuestas emocionales, podemos prepararnos mejor para afrontar situaciones similares en el futuro.

Además, buscar el apoyo de amigos de confianza, familiares o profesionales de la salud mental puede proporcionar información y validación valiosas. Compartir nuestras emociones con los demás nos permite sentirnos escuchados, comprendidos y apoyados, fomentando un sentido de conexión y pertenencia.

Identificar y desafiar patrones de pensamiento negativos

Además de explorar nuestras emociones, cultivar la autoconciencia implica identificar y desafiar los patrones de pensamiento negativos que contribuyen al malestar emocional. Los patrones de pensamiento negativos, también conocidos como distorsiones cognitivas, son formas habituales de pensar que son irracionales, inútiles y, a menudo, inexactas. Las distorsiones cognitivas comunes incluyen el pensamiento en blanco y negro, la catastrofización y la personalización.

Para identificar patrones de pensamiento negativos, podemos practicar la autorreflexión y la introspección. Prestar atención a nuestro diálogo interno y notar temas o mensajes recurrentes puede ayudarnos a identificar patrones de pensamiento distorsionados. Por ejemplo, podemos sorprendernos pensando en todo o nada, como creer que si cometemos un error, somos un fracaso total.

Una vez que hayamos identificado los patrones de pensamiento negativos, podemos comenzar a desafiarlos examinando la evidencia y considerando perspectivas alternativas. Esto implica hacernos preguntas como "¿Este pensamiento se basa en hechos o en suposiciones?" y "¿Qué evidencia tengo para apoyar o refutar este pensamiento?" Al evaluar críticamente nuestros pensamientos, podemos desarrollar interpretaciones más equilibradas y realistas de nosotros mismos y de nuestras experiencias.

Además, practicar la autocompasión y la autovalidación es esencial para desafiar los patrones de pensamiento negativos. En lugar de criticarnos duramente por nuestros pensamientos y sentimientos, podemos adoptar una actitud compasiva y comprensiva. Podemos recordarnos a nosotros mismos que es natural experimentar una variedad de emociones y que nuestro valor no está determinado por nuestros pensamientos o deficiencias percibidas.

Cultivar la autoconciencia es una práctica poderosa que permite a las mujeres comprenderse a sí mismas en un nivel más profundo, navegar por sus emociones con mayor facilidad y tomar decisiones que se alineen con sus valores y prioridades. Al explorar las emociones y los desencadenantes personales, e identificar y desafiar los patrones de pensamiento negativos, las mujeres pueden desarrollar la resiliencia y la autocompasión necesarias para prosperar frente a los desafíos de la vida.

Fomentar la autocompasión

La autocompasión es un aspecto fundamental del autocuidado emocional, especialmente para las mujeres que a menudo enfrentan presiones sociales, estereotipos e injusticias sistémicas que pueden erosionar su sentido de autoestima y pertenencia. Fomentar la autocompasión implica tratarse a uno mismo con amabilidad, comprensión y aceptación, independientemente de las circunstancias externas. En esta sección, exploramos dos estrategias clave para fomentar la autocompasión: abrazar y celebrar la identidad y la belleza negras, y practicar el perdón y dejar de lado la culpa.

Abrazando y celebrando la identidad y la belleza negras

Aceptar y celebrar la identidad y la belleza negras es una parte esencial para fomentar la autocompasión por las mujeres negras. En un mundo que a menudo margina o pasa por alto las voces y experiencias negras, es crucial que las mujeres negras afirmen su valor desde dentro. Aceptar la identidad negra implica reconocer y honrar la riqueza y diversidad de la cultura, la historia y el patrimonio negros.

Una forma de abrazar la identidad negra es cultivar un sentido de orgullo por las raíces y la ascendencia. Esto puede implicar aprender sobre la historia, las tradiciones y las contribuciones de los negros a la sociedad, y conectarse con prácticas y comunidades culturales. Al aceptar su identidad cultural, las mujeres pueden desarrollar un fuerte sentido de pertenencia y autoestima, basado en un profundo aprecio por quiénes son y de dónde vienen.

Además, celebrar la belleza negra implica rechazar los estándares de belleza eurocéntricos y abrazar diversas representaciones de la belleza. Las mujeres negras vienen en todas las formas, tamaños y tonos, y cada individuo es intrínsecamente hermoso a su manera única. Al celebrar sus rasgos naturales, peinados y tonos de piel, las mujeres pueden desafiar las normas sociales y afirmar su valor y belleza inherentes.

Además, rodearse de representaciones positivas de la excelencia y los logros de los negros puede reforzar los sentimientos de orgullo y autoestima. Esto puede implicar buscar medios, literatura y obras de arte que celebren las voces y experiencias negras, y amplificar las voces negras en los círculos personales y profesionales. Al animarse y apoyarse unas a otras, las mujeres pueden crear una cultura de celebración y empoderamiento que fomente la autocompasión y la resiliencia.

Practicar el perdón y dejar ir la culpa
Practicar el perdón y dejar de lado la culpa es otro aspecto esencial para fomentar la autocompasión en las mujeres negras. A menudo, las mujeres cargan con el peso del trauma intergeneracional, la opresión

sistémica y las expectativas sociales, que pueden manifestarse como sentimientos de culpa, vergüenza e indignidad. Aprender a perdonarse a uno mismo y a los demás es una práctica poderosa que puede liberar a las mujeres negras de las cargas del pasado y cultivar la paz interior y la curación.

El perdón implica liberar el resentimiento, la ira y la amargura hacia uno mismo y los demás, y elegir, en su lugar, extender la compasión y la comprensión. Este puede ser un proceso desafiante, especialmente cuando se enfrenta a un dolor y una traición profundamente arraigados. Sin embargo, al reconocer que guardar rencores sólo perpetúa el sufrimiento, las mujeres negras pueden empezar a dejar atrás el pasado y crear un espacio para la curación y el crecimiento.

Además, perdonarse a uno mismo es una parte esencial de la autocompasión. Las mujeres pueden luchar contra sentimientos de insuficiencia o de culpabilidad debido a las presiones y expectativas sociales. Sin embargo, es importante reconocer que todo el mundo comete errores y experimenta reveses, y que el fracaso es una parte natural de la experiencia humana. Al practicar el perdón a sí mismas, las mujeres pueden cultivar un sentido de autoaceptación y dignidad, independientemente de acciones o defectos pasados.

Fomentar la autocompasión implica abrazar y celebrar la identidad y la belleza negras, y practicar el perdón y dejar de sentir culpa. Al afirmar su valor inherente y liberar las cargas del pasado, las mujeres pueden cultivar un profundo sentido de autocompasión y resiliencia que las sostiene en su viaje hacia el bienestar y la realización emocional.

Construyendo relaciones de apoyo

Construir relaciones de apoyo es vital para el autocuidado emocional, ya que proporciona a las mujeres la red necesaria de amor, comprensión y empoderamiento. En esta sección, exploramos dos aspectos clave del fomento de relaciones de apoyo: navegar las amistades, la dinámica familiar y el apoyo comunitario, y establecer límites y defender sus necesidades.

Navegando amistades, dinámicas familiares y apoyo comunitario

Navegar por las relaciones con amigos, familiares y miembros de la comunidad puede afectar significativamente el bienestar emocional de una mujer. Cultivar amistades de apoyo con personas que alientan, validan y comprenden las propias experiencias es esencial para fomentar un sentido de pertenencia y conexión. Rodearse de una comunidad diversa e inclusiva que celebre la diversidad y empodere a sus miembros puede proporcionar una valiosa fuente de fortaleza y resiliencia.

Además de las amistades, navegar por la dinámica familiar puede presentar desafíos y oportunidades de crecimiento únicos. Las mujeres pueden experimentar tensiones o conflictos dentro de sus familias debido a diferencias en valores, creencias o perspectivas generacionales. Sin embargo, mantener una comunicación abierta y honesta, establecer límites saludables y practicar la empatía y la comprensión pueden ayudar a superar estos desafíos y fortalecer los vínculos familiares.

Además, buscar apoyo de organizaciones comunitarias, grupos culturales o comunidades espirituales puede proporcionar fuentes adicionales de apoyo y validación. Participar en actividades e iniciativas que se alineen con los propios valores e intereses puede fomentar un sentido de pertenencia y propósito, al mismo tiempo que se conecta con personas de ideas afines que comparten experiencias y aspiraciones similares.

Estableciendo límites y defendiendo sus necesidades

Establecer límites y defender las propias necesidades es crucial para mantener relaciones saludables y satisfactorias. Las mujeres a menudo enfrentan la expectativa de ser fuertes, abnegadas e infinitamente solidarias, lo que puede provocar agotamiento y resentimiento si sus propias necesidades se pasan por alto o ignoran constantemente.

Establecer límites implica comunicar claramente los propios límites, preferencias y expectativas en las relaciones y defenderse a sí mismo de manera asertiva. Esto puede implicar decir no a solicitudes o demandas que exceden la propia capacidad, expresar malestar o insatisfacción con ciertos comportamientos o interacciones y priorizar el autocuidado y el bienestar.

Además, defender las propias necesidades implica reconocer y valorar el propio valor y sus contribuciones, y afirmarse en espacios donde la propia voz y sus experiencias pueden ser marginadas o silenciadas. Esto puede implicar abogar por la igualdad de oportunidades y representación, desafiar prácticas o políticas discriminatorias y abogar por un cambio sistémico que beneficie a las mujeres y las comunidades.

En conclusión, construir relaciones de apoyo implica navegar entre amistades, dinámicas familiares y apoyo comunitario, y establecer límites y defender las propias necesidades. Al cultivar relaciones que elevan, validan y empoderan, y al defenderse a sí mismas con asertividad y confianza, las mujeres negras pueden crear una red de apoyo y validación que las sostenga en su viaje hacia el bienestar y la realización emocional.

Cómo afrontar el estrés y la ansiedad

El estrés y la ansiedad son experiencias comunes para muchas personas, y las mujeres negras, en particular, pueden enfrentar factores estresantes únicos debido al racismo sistémico, la discriminación de género y las presiones sociales. Hacer frente al estrés y la ansiedad es esencial para mantener el bienestar emocional y la resiliencia. En esta sección, exploramos estrategias para manejar los factores estresantes diarios y abordar la ansiedad y los ataques de pánico.

Estrategias para gestionar los factores estresantes diarios

Manejar los factores estresantes diarios es crucial para prevenir el estrés crónico y sus efectos negativos en la salud física y emocional. Las mujeres negras pueden encontrar una variedad de factores estresantes en su vida diaria, incluidas presiones laborales, responsabilidades familiares, preocupaciones financieras e injusticias sociales. La implementación de estrategias efectivas de manejo del estrés puede ayudar a aliviar la tensión y promover una sensación de calma y equilibrio.

Una estrategia para controlar los factores estresantes diarios es priorizar actividades de autocuidado que promuevan la relajación y el rejuvenecimiento. Esto puede incluir hacer ejercicio con regularidad, practicar la meditación de atención plena o disfrutar de pasatiempos y actividades que brinden alegría y satisfacción. Tomar descansos a lo largo del día para recargar energías y restablecerse puede ayudar a prevenir el agotamiento y aumentar la resiliencia frente a los factores estresantes.

Además, es esencial desarrollar mecanismos saludables para afrontar el estrés. Esto puede implicar buscar apoyo social de amigos, familiares o grupos de apoyo, expresar emociones a través de salidas creativas como la escritura o el arte, o practicar técnicas de relajación como la respiración profunda o la relajación muscular progresiva. Al desarrollar un conjunto de herramientas de estrategias de afrontamiento, las mujeres pueden afrontar eficazmente los factores estresantes diarios y desarrollar resiliencia con el tiempo.

Además, cultivar un entorno de apoyo en el hogar y en el lugar de trabajo puede ayudar a mitigar los factores estresantes y crear una sensación de seguridad y pertenencia. Esto puede implicar establecer límites con personas tóxicas, defender las propias necesidades y derechos y buscar espacios inclusivos que valoren la diversidad y la equidad. Construir una sólida red de apoyo de personas confiables que ofrezcan validación, aliento y asistencia práctica puede proporcionar una protección contra el estrés y promover el bienestar emocional.

Abordar la ansiedad y los ataques de pánico

La ansiedad y los ataques de pánico pueden ser experiencias abrumadoras que interrumpen la vida diaria y causan una angustia significativa. Las mujeres negras pueden ser particularmente vulnerables a la ansiedad debido a las injusticias sistémicas, el trauma racial y las expectativas sociales. Abordar la ansiedad y los ataques de pánico implica implementar estrategias de afrontamiento para controlar los síntomas y buscar apoyo profesional cuando sea necesario.

Una estrategia eficaz para abordar la ansiedad es practicar técnicas de relajación que promuevan una sensación de calma y relajación. Esto puede incluir ejercicios de respiración profunda, relajación muscular progresiva o imágenes guiadas. Al practicar estas técnicas con regularidad, las mujeres pueden reducir la intensidad de los síntomas de ansiedad y recuperar la sensación de control sobre las emociones del aire.

Además, desafiar los patrones de pensamiento negativos y las distorsiones cognitivas es esencial para controlar la ansiedad. Las mujeres pueden experimentar un racismo internalizado o un diálogo interno negativo que exacerba los sentimientos de ansiedad y dudas. Al identificar y desafiar estos pensamientos distorsionados, las personas pueden reformular sus perspectivas y desarrollar interpretaciones más equilibradas y realistas de sí mismos y de sus experiencias.

Además, buscar apoyo profesional de un terapeuta o consejero puede proporcionar herramientas y técnicas valiosas para controlar la ansiedad y los ataques de pánico. La terapia cognitivo-conductual (TCC) es particularmente eficaz para tratar los trastornos de ansiedad, ya que ayuda a las personas a identificar y modificar patrones de pensamiento y comportamientos desadaptativos. La terapia también puede proporcionar un espacio seguro y de apoyo para procesar emociones difíciles, explorar el trauma subyacente y desarrollar estrategias de afrontamiento adaptadas a las necesidades individuales.

Hacer frente al estrés y la ansiedad es esencial para mantener el bienestar emocional y la resiliencia. Al implementar estrategias para controlar los factores estresantes diarios y abordar la ansiedad y los ataques de pánico, las mujeres pueden cultivar una sensación de calma, equilibrio y empoderamiento en sus vidas. Buscar el apoyo de personas y profesionales de confianza puede proporcionar recursos y orientación adicionales para afrontar los desafíos y promover el bienestar general.

Curación del trauma

El trauma, ya sea histórico o interpersonal, puede tener efectos profundos y duraderos en el bienestar emocional de un individuo. Para las mujeres negras, el legado del racismo sistémico, la discriminación de género y el trauma intergeneracional puede manifestarse en diversas formas de angustia psicológica. Curarse de un trauma implica comprender sus raíces, buscar ayuda y terapia profesional y participar en prácticas de autocuidado que promuevan la curación y la resiliencia.

Comprender el trauma histórico e interpersonal

El trauma histórico se refiere a las heridas emocionales y psicológicas acumulativas experimentadas por individuos o comunidades como resultado de la opresión sistémica, la colonización, la esclavitud u otras formas de injusticia histórica. Para las mujeres negras, el trauma histórico abarca el impacto duradero de la esclavitud, la segregación y la discriminación racial continua en la salud mental y el bienestar. Esto incluye la transmisión del trauma entre generaciones, así como la normalización de la violencia, la injusticia y la desigualdad dentro de la sociedad.

El trauma interpersonal, por otro lado, se refiere a experiencias traumáticas que ocurren dentro de las relaciones personales, como abuso físico o sexual, violencia doméstica o negligencia infantil. Las mujeres negras pueden verse afectadas de manera desproporcionada por traumas interpersonales debido a factores interseccionales como la raza, el género y el estatus socioeconómico. Además, la interseccionalidad de la opresión puede agravar los efectos del trauma, dando lugar a formas complejas e intersectadas de angustia psicológica.

Comprender las raíces del trauma histórico e interpersonal es esencial para la curación, ya que proporciona un contexto para las experiencias y emociones que surgen. Reconocer el impacto de la injusticia sistémica y la discriminación en la salud mental permite a las personas validar sus experiencias, conectarse con otras personas que comparten luchas similares y abogar por un cambio sistémico.

Buscando ayuda y terapia profesional

Buscar ayuda y terapia profesional es un paso crucial para curarse del trauma y recuperar el sentido de agencia y bienestar. La terapia proporciona un espacio seguro y confidencial para que las personas exploren sus experiencias, procesen emociones difíciles y desarrollen estrategias de afrontamiento para controlar los síntomas del trauma.

Existen varios enfoques terapéuticos que pueden ser eficaces para abordar el trauma, incluida la terapia cognitivo-conductual (TCC), la terapia dialéctica conductual (DBT), la desensibilización y reprocesamiento del movimiento ocular (EMDR) y la terapia basada en el trauma. Estos enfoques se centran en ayudar a las personas a comprender la conexión entre sus pensamientos, emociones y comportamientos, y a desarrollar habilidades para regular las emociones, gestionar los desencadenantes y desarrollar la resiliencia.

Además, una terapia culturalmente competente es esencial para las mujeres negras que buscan apoyo para problemas relacionados con el trauma. Los terapeutas culturalmente competentes comprenden los contextos culturales, sociales e históricos únicos que dan forma a las experiencias traumáticas de las mujeres y pueden proporcionar intervenciones y apoyo culturalmente relevantes. Esto puede incluir incorporar perspectivas, rituales y tradiciones afrocéntricas en la terapia y abordar cuestiones de raza, identidad y empoderamiento dentro del proceso terapéutico.

Además, la terapia de grupo y los grupos de apoyo pueden ser recursos valiosos para las personas que se recuperan de un trauma. Conectarse con otras personas que han experimentado desafíos similares puede reducir los sentimientos de aislamiento y vergüenza, brindar validación y comprensión, y ofrecer oportunidades de apoyo y crecimiento mutuos. La terapia de grupo permite a las personas compartir sus experiencias, aprender de las perspectivas de los demás y practicar nuevas habilidades de afrontamiento en un entorno empático y de apoyo.

La curación de un trauma implica comprender las raíces del trauma histórico e interpersonal, buscar ayuda y terapia profesional y participar en prácticas de autocuidado que promuevan la curación y la resiliencia. Al reconocer el impacto del trauma en la salud mental, acceder a apoyo culturalmente competente y conectarse con otras personas que comparten experiencias similares, las mujeres pueden recuperar su sentido de agencia y bienestar y embarcarse en un viaje de curación y empoderamiento.

Abrazar la resiliencia y el empoderamiento

Aceptar la resiliencia y el empoderamiento es esencial para usted, como mujer, al afrontar los innumerables desafíos y adversidades que puede encontrar en la vida. La resiliencia implica su capacidad para recuperarse de los reveses, adaptarse al cambio y prosperar frente a la adversidad. El empoderamiento, por otro lado, se trata de reconocer su valor, agencia y capacidad para lograr cambios positivos en su vida y comunidad. En esta sección, exploramos dos aspectos clave para abrazar la resiliencia y el empoderamiento: sacar fuerzas de su herencia cultural y resiliencia, y cultivar la confianza y la asertividad.

Sacando fuerza del patrimonio cultural y la resiliencia

Como mujer, tienes una rica herencia cultural y una historia de resiliencia que pueden servir como fuente de fortaleza e inspiración en tiempos difíciles. Aprovechando la sabiduría, las tradiciones y la resiliencia de tus antepasados, puedes cultivar un sentido de orgullo, identidad y pertenencia que te sostenga en la adversidad.

Una forma de sacar fuerza de su cultura es aprender y celebrar la historia, los logros y las contribuciones de los negros a la sociedad. Explore los logros de mujeres líderes, artistas, activistas e innovadoras, y reconozca su resiliencia frente a la opresión y la adversidad sistémicas. Al conectarte con las historias y experiencias de tus antepasados, podrás encontrar inspiración y validación para tus propias luchas y triunfos.

Además, participar en prácticas y tradiciones culturales puede proporcionar una sensación de conexión y conexión a tierra en momentos de estrés o incertidumbre. Asista a eventos culturales, festivales o ceremonias, practique rituales como contar cuentos, música o danza, y conéctese con tradiciones espirituales o religiosas que resuenan con sus creencias y valores. Al interactuar con el patrimonio cultural de manera significativa, puede cultivar un sentido de pertenencia y empoderamiento que fortalezca su resiliencia y su sentido de identidad.

Además, construir redes de apoyo dentro de la comunidad negra puede proporcionar recursos valiosos y solidaridad en tiempos de necesidad. Conéctese con otras mujeres que comparten experiencias y valores similares para compartir sabiduría, ofrecer apoyo mutuo y abogar por el empoderamiento colectivo y el cambio social. Al permanecer unidos en solidaridad, pueden amplificar sus voces, desafiar las injusticias sistémicas y crear una sociedad más equitativa e inclusiva para las generaciones futuras.

Cultivar la confianza y la asertividad

Cultivar la confianza y la asertividad es esencial para usted, como mujer, para afrontar los desafíos, perseguir sus objetivos y defender sus necesidades y derechos. La confianza implica creer en sus habilidades, su valor y su potencial, mientras que la asertividad implica expresarse con confianza y respeto, defender sus necesidades y límites y defenderse ante la adversidad.

Una forma de cultivar la confianza es desafiar las creencias limitantes y el diálogo interno negativo que socavan su sentido de autoestima y potencial. Puede internalizar mensajes sociales que perpetúan estereotipos, síndrome del impostor o sentimientos de insuficiencia. Al reconocer estas creencias como falsas y reformularlas con declaraciones afirmativas y empoderadoras, puedes cultivar una mentalidad más positiva y resiliente.

Además, establecer y alcanzar objetivos, por pequeños que sean, puede generar confianza y autoeficacia con el tiempo. Divida los objetivos en pasos manejables, celebre el progreso y aprenda de los reveses. Al hacerlo, podrá desarrollar un sentido de competencia y dominio que refuerce su confianza y resiliencia.

Además, practicar la asertividad implica expresarse con confianza y respeto en las interacciones interpersonales, establecer límites saludables y defender sus necesidades y derechos. Es posible que enfrente desafíos únicos para afirmarse debido a expectativas sociales, estereotipos o temores de reacciones negativas o rechazo. Sin embargo, la asertividad es una habilidad que se puede aprender y practicar con el tiempo mediante entrenamiento en asertividad, ejercicios de juegos de roles y el establecimiento de metas pequeñas y alcanzables para un comportamiento asertivo.

En conclusión, abrazar la resiliencia y el empoderamiento implica sacar fuerzas de su herencia cultural y su resiliencia, y cultivar la confianza y la asertividad. Al conectarte con la sabiduría y la resiliencia de tus antepasados, construir redes de apoyo dentro de la comunidad negra y desafiar las creencias autolimitantes, puedes cultivar un sentido de orgullo, identidad y agencia que te sostenga durante la adversidad y te empodere para crear un cambio positivo. en tu vida y comunidad.

Practicar rituales de cuidado personal

Practicar rituales de autocuidado es fundamental para ti, como mujer, para priorizar tu bienestar y nutrir tu mente, cuerpo y espíritu. El autocuidado implica reservar intencionalmente tiempo y espacio para nutrirse, recargar energía y cultivar una sensación de equilibrio y armonía en su vida. En esta sección, exploramos dos aspectos clave de la práctica de rituales de autocuidado: incorporar prácticas físicas, mentales y espirituales, y crear una rutina de autocuidado personalizada que satisfaga sus necesidades y preferencias únicas.

Incorporación de prácticas físicas, mentales y espirituales

Incorporar prácticas físicas, mentales y espirituales a su rutina de cuidado personal le permite abordar su bienestar holístico y cultivar una sensación de plenitud y vitalidad.

-Prácticas Físicas: El autocuidado físico implica cuidar su cuerpo a través del movimiento, la nutrición y el descanso. Haga ejercicio regular que disfrute, ya sea yoga, bailar o dar un paseo por la naturaleza. Priorice nutrir su cuerpo con alimentos nutritivos que alimenten su energía y apoyen su salud general. Asegúrese también de priorizar el descanso y la relajación, dormir lo suficiente cada noche y tomar descansos durante el día para recargar energías.

-Prácticas mentales: el autocuidado mental implica nutrir la mente y las emociones, reducir el estrés y promover la claridad mental y la resiliencia. Practique la meditación de atención plena para cultivar la conciencia del momento presente y reducir la ansiedad y el estrés. Participe en actividades que estimulen su mente y su creatividad, como leer, escribir un diario o resolver acertijos. Establezca límites con la tecnología y las redes sociales para proteger sus espacios mentales y concentrarse en actividades que le brinden alegría y satisfacción.

-Prácticas espirituales: el autocuidado espiritual implica conectarse con su sabiduría interior, propósito y sentido de significado y pertenencia. Participe en prácticas espirituales que resuenen con sus creencias y valores, ya sea oración, meditación o pasar tiempo en la naturaleza. Conéctese con su comunidad espiritual o busque mentores y guías espirituales que puedan apoyarlo en su viaje de autodescubrimiento y crecimiento. Cultive la gratitud y el aprecio por las bendiciones en su vida, fomentando una sensación de abundancia y realización.

Crear una rutina de cuidado personal personalizada

Crear una rutina de cuidado personal personalizada le permite adaptar sus prácticas de cuidado personal para satisfacer sus necesidades, preferencias y estilo de vida únicos. Al diseñar intencionalmente una rutina que apoye su bienestar, puede cultivar una mayor resiliencia, vitalidad y alegría en su vida.

-Identifique sus necesidades: comience reflexionando sobre su estilo de vida actual e identificando áreas donde podría beneficiarse de un mayor cuidado personal. ¿Se siente físicamente agotado y necesita más descanso? ¿Está experimentando altos niveles de estrés y ansiedad y necesita más autocuidado mental? ¿Se siente desconectado de su práctica espiritual y necesitado de más alimento espiritual? Haga un balance de sus necesidades y prioridades para guiar su rutina de cuidado personal.

-Establezca objetivos realistas: establezca objetivos realistas y alcanzables para su rutina de cuidado personal, teniendo en cuenta su agenda, recursos y niveles de energía. Empiece poco a poco y vaya ganando impulso gradualmente con el tiempo, añadiendo nuevas prácticas o rituales a medida que se sienta preparado.

Sea amable y compasivo consigo mismo, reconociendo que el cuidado personal es un viaje continuo de descubrimiento y crecimiento.

-Experimentar y explorar: Tómese el tiempo para experimentar con diferentes prácticas y rituales de autocuidado para ver qué resuena con usted. Esté abierto a probar nuevas actividades y enfoques, incluso si al principio pueden parecer fuera de su zona de confort. Presta atención a cómo te hace sentir cada práctica y si te brinda una sensación de nutrición, alegría y satisfacción.

-Priorizar la coherencia: la coherencia es clave cuando se trata de practicar el autocuidado. Dedique tiempo cada día o semana a participar en sus rituales de cuidado personal, convirtiéndolos en una parte no negociable de su rutina. Considere la posibilidad de crear un programa o un planificador de cuidado personal que le ayude a mantenerse organizado y responsable de sus objetivos de cuidado personal.

-Escuche su intuición: confíe en su intuición y escuche las señales de su cuerpo para guiar su rutina de cuidado personal. Preste atención a lo que le parece nutritivo y reconstituyente, y respete sus necesidades y límites en consecuencia. Sea flexible y adaptable, ajustando sus prácticas de autocuidado según sea necesario en función de los cambios en sus circunstancias o prioridades.

En conclusión, practicar rituales de autocuidado es fundamental para priorizar tu bienestar y nutrir tu mente, cuerpo y espíritu como mujer. Al incorporar prácticas físicas, mentales y espirituales a su rutina y crear una rutina de autocuidado personalizada que satisfaga sus necesidades y preferencias únicas, puede cultivar una mayor resiliencia, vitalidad y alegría en su vida. Recuerde ser gentil y compasivo consigo mismo a lo largo del camino, honrando su viaje de autodescubrimiento y crecimiento.

Equilibrando el trabajo, la vida y el activismo

Equilibrar el trabajo, la vida y el activismo es esencial para usted, como mujer, para mantener su bienestar, perseguir sus objetivos y contribuir a un cambio positivo en su comunidad y sociedad. Hacer malabares con las exigencias de su carrera, su vida personal y su activismo puede ser un desafío, pero con intencionalidad y cuidado personal puede encontrar armonía y satisfacción en todas las áreas de su vida. En esta sección, exploramos dos aspectos clave para equilibrar el trabajo, la vida y el activismo: gestionar los objetivos y responsabilidades profesionales y participar en la justicia social y el activismo mientras protegemos su salud mental.

Gestión de objetivos y responsabilidades profesionales

Como mujer, gestionar sus objetivos y responsabilidades profesionales requiere una cuidadosa planificación, priorización y establecimiento de límites para garantizar que pueda perseguir sus aspiraciones profesionales y al mismo tiempo mantener un equilibrio saludable entre el trabajo y la vida personal.

-Establezca metas claras: comience estableciendo metas claras y alcanzables que se alineen con sus valores, intereses y fortalezas. Ya sea que aspire a avanzar en su puesto actual, cambiar de carrera o emprender, tener una visión clara de lo que quiere lograr puede ayudarlo a guiar sus acciones y decisiones.

-Priorizar el autocuidado: Priorice las prácticas de autocuidado que nutran su mente, cuerpo y espíritu, incluso en medio de las exigencias de su carrera. Tómese tiempo para hacer ejercicio, descansar y relajarse con regularidad para recargar energía y prevenir el agotamiento. Establezca límites en el trabajo para proteger su tiempo personal y mantener un equilibrio saludable entre el trabajo y la vida personal.

-Busque apoyo y tutoría: busque apoyo y tutoría de colegas, mentores o redes profesionales para ayudarle a navegar su trayectoria profesional. Rodéate de personas que crean en tu potencial y puedan ofrecerte orientación, aliento y oportunidades de crecimiento.

-Defenderse a sí mismo: Defenderse a sí mismo en el lugar de trabajo defendiendo sus necesidades, intereses y aspiraciones. Negocie una compensación justa, oportunidades de avance y adaptaciones que apoyen su bienestar y éxito. No tenga miedo de afirmarse y defender su valor como mujer en el lugar de trabajo.

Participar en la justicia social y el activismo mientras se protege la salud mental

Participar en la justicia social y el activismo es una manera poderosa para que usted, como mujer, abogue por la igualdad, la justicia y el cambio positivo en su comunidad y sociedad. Sin embargo, es importante priorizar su salud mental y su bienestar mientras participa en el activismo para prevenir el agotamiento y mantener su compromiso a largo plazo con la justicia social.

-Establezca límites: establezca límites en torno a su trabajo de activismo para proteger su salud mental y evitar la sensación de abrumador. Establece límites a la cantidad de tiempo y energía que dedicas al activismo y prioriza prácticas de autocuidado que repongan tu energía y prevengan el agotamiento.

-Practique la autocompasión: practique la autocompasión y el autocuidado para nutrir su bienestar emocional en medio de los desafíos del trabajo de activismo. Reconozca sus limitaciones y vulnerabilidades, y sea amable y comprensivo consigo mismo cuando experimente contratiempos o dificultades.

-Buscar apoyo: busque apoyo de compañeros activistas, amigos, familiares o profesionales de la salud mental cuando lo necesite. Rodéate de una comunidad solidaria que comprenda los desafíos únicos del activismo y pueda ofrecer empatía, validación y aliento.

-Tome descansos: Tome descansos del trabajo de activismo cuando necesite recargar y reponer su energía. Participe en actividades que le brinden alegría y relajación, ya sea pasar tiempo con sus seres queridos, realizar pasatiempos o disfrutar de la naturaleza.

-Céntrese en el impacto: concéntrese en el impacto y la importancia de su trabajo de activismo, en lugar de empantanarse en el perfeccionismo o en expectativas poco realistas. Celebre sus éxitos e hitos a lo largo del camino y reconozca las contribuciones que está haciendo para lograr un cambio positivo en su comunidad y sociedad.

Equilibrar el trabajo, la vida y el activismo es esencial para usted, como mujer, para mantener su bienestar, perseguir sus objetivos y contribuir a un cambio positivo en su comunidad y sociedad. Al gestionar sus objetivos y responsabilidades profesionales con intencionalidad y autocuidado, y al participar en la justicia social y el activismo mientras prioriza su salud mental, puede encontrar armonía y satisfacción en todas las áreas de su vida. Recuerde establecer límites, practicar la autocompasión, buscar apoyo cuando sea necesario y celebrar sus contribuciones al cambio positivo a lo largo del camino.

Conclusión

Al llegar al final de este viaje de exploración del autocuidado emocional de las mujeres negras, tómese un momento para reflexionar sobre su progreso y crecimiento y reafirme su compromiso con su bienestar emocional continuo.

Reflexionando sobre el progreso y el crecimiento

A lo largo de esta exploración, ha profundizado en varios aspectos del autocuidado emocional, desde la comprensión de la importancia de la resiliencia y el empoderamiento hasta la práctica de rituales de autocuidado y el equilibrio entre el trabajo, la vida y el activismo. Ha tomado medidas para sacar fuerza de su herencia cultural, cultivar la confianza y la asertividad y participar en la justicia social y el activismo mientras protege su salud mental. A lo largo del camino, has enfrentado desafíos, abrazado la resiliencia y celebrado tus victorias, tanto grandes como pequeñas.

Reflexiona sobre hasta dónde has llegado en tu viaje de autocuidado emocional. Considere los conocimientos que ha adquirido, los hábitos que ha cultivado y las barreras que ha superado. Celebre su crecimiento y resiliencia, reconociendo el progreso que ha logrado al priorizar su bienestar y nutrir su mente, cuerpo y espíritu.

Comprometerse a un viaje continuo de autocuidado emocional

Al concluir este viaje, vuelva a comprometerse con su continuo viaje emocional en auto. Reconozca que el autocuidado no es un destino sino una práctica de autodescubrimiento, crecimiento y renovación que dura toda la vida. Continúe priorizando su bienestar, dedicando tiempo a los rituales de cuidado personal, estableciendo límites y buscando apoyo cuando sea necesario.

Comprométete a fomentar tu resiliencia y empoderamiento, aprovechando tu patrimonio cultural y tu comunidad, y defendiendo tus necesidades y derechos. Abraza la autocompasión y el amor propio, reconociendo tu valor inherente como mujer. Y recuerde que no está solo en este viaje: rodéese de redes de apoyo y aliados que lo alienten y lo empoderen a lo largo del camino.

Para terminar, sepa que su compromiso con el autocuidado emocional es un acto radical de amor propio y empoderamiento. Al priorizar su bienestar y nutrir su mente, cuerpo y espíritu, no solo transforma su propia vida sino que también contribuye a un cambio positivo en su comunidad y sociedad. Abrace el poder del autocuidado como una herramienta para la resiliencia, la curación y la liberación, y continúe haciendo brillar su luz mientras recorre el viaje que le espera.